SEGUIN GRIFFON,

MAITRE EN PHARMACIE,

RUE St-HONORÉ, N° 378, à PARIS,

Informé que quelques Pharmaciens débitent du Vin fébrifuge qu'ils prétendent fait d'après sa recette, a l'honneur de prévenir le public que, ne l'ayant jamais publiée, on n'a pu s'en servir pour le composer; qu'en outre le seul dépôt établi dans Paris se trouve chez le sieur Seguin Griffou, pharmacien, rue Saint-Honoré, n°. 378, et que le vin de Seguin qui sera pris chez ses dépositaires, dans les départemens, doit être (comme celui pris à l'adresse ci-dessus indiquée) dans les bouteilles revêtues du cachet de l'auteur, incrusté dans le verre, scellées de ce même cachet, et accompagnées du livret contenant l'instruction sur la manière de s'en servir.

Le sieur Seguin engage le public à porter la plus grande attention sur une contrefaçon, qui, en trompant sur les effets de son remède, compromet également l'état du malade et la réputation de l'auteur.

Le prix de la bouteille est de 15 fr., celui de la demi-bouteille, de 8 fr.

INSTRUCTION

SUR L'USAGE

DU VIN DE SEGUIN,

Pharmacien de S. A. Mgr. LE DUC DE BOURBON, et Maître en Pharmacie, membre de la Société de Pharmacie de Paris.

Dans le traitement des maladies par atonie, dans celui des fièvres, et dans les convalescences;

AVEC LA MANIÈRE DE S'EN SERVIR (PAGE 3).

Nota. Ce vin ne se trouve que chez M. Seguin, Maître en Pharmacie, rue Saint-Honoré, au coin de la rue Neuve-du-Luxembourg, n°. 378, à Paris, et dans les dépôts qu'il a établis dans les Départemens.

L'observation et l'expérience sont les deux véritables guides de la pratique médicale; elles doivent toujours faire la base de tout traitement sage.

A PARIS,

L. COLAS, IMPRIMEUR-LIBRAIRE

DE LA SOCIÉTÉ POUR L'INSTRUCTION ÉLÉMENTAIRE,
Rue du Petit-Bourbon Saint-Sulpice, n°. 14.

1818.

ANTI LAITEUX DE DEVENTER.

CE remède n'a rien de désagréable à la vue, à l'odorat et au goût ; il convient à tous les tempéramens, et dans toutes les périodes des maladies laiteuses, parce qu'il est facile d'en modifier les doses suivant les circonstances.

Dans les maladies laiteuses aiguës, la dose est d'une cuillerée à bouche, le matin, dans une tasse de petit-lait, d'eau de veau, ou de bouillon aux herbes. S'il y a inappétence, embarras des premières voies ou constipation, on doublera la quantité du remède et du véhicule tous les deux jours. On devra prendre des boissons dans le courant de la journée, en raison de la chaleur, de la soif, etc., etc.

Dans les maladies laiteuses, anciennes ou chroniques, quelle qu'en soit la forme, la dose sera de deux cuillerées à café dans deux tasses d'infusion de cerfeuil, de saponaire ou de carotte. Ces deux tasses seront prises chaque matin à deux heures de distance. On pourra manger une heure après la seconde tasse. Il est nécessaire de se purger tous les dix à douze jours. La moitié de la bouteille, mêlée à trois ou quatre tasses de bouillon aux herbes, fournira un purgatif très-avantageux.

Cet anti laiteux, dont la réputation a triomphé du temps et des raisonnemens, est purgatif, fondant, légèrement sudorifique et tonique. Il remplit sans danger les diverses indications que présentent les maladies laiteuses, aiguës et chroniques, dont le nombre est immense et les formes très-variées.

Le prix de la bouteille est de 3 fr.

MANIÈRE

DE SE SERVIR

DU VIN DE SEGUIN.

La dose du Vin fébrifuge et tonique dans les fièvres intermittentes, quotidiennes, tierces, doubles-tierces, quartes, etc., est de douze cuillerées à bouche chaque jour. Cette dose se donne en trois ou quatre fois, suivant la force et le tempérament du malade, quel que soit son sexe.

On mettra une heure et demie, deux heures même d'intervalle entre chaque prise, ayant soin de les répartir de façon que la dernière précède l'accès d'un quart-d'heure au moins. On peut manger immédiatement après l'avoir prise, mais on ne doit en reprendre que deux heures après le repas.

Neuf cuillerées à bouche, prises en trois ou quatre fois, forment la dose que les jeunes gens de 12 à 16 ans doivent prendre en un jour.

Sept cuillerées sont nécessaires pour un enfant de 8 à 12 ans; cinq, pour les enfans de 4 à 8 ans; enfin les anfans de 2 à 4 ans en prendront de trois à six cuillerées à café par jour.

Ces doses suffisent pour combattre les fièvres intermittentes simples ou bilieuses, gastriques, pituiteuses, etc : il est indispensable de les augmenter dans les fièvres intermittentes, ataxiques ou pernicieuses.

Toutes les fièvres intermittentes dont la nature ou l'art opèrent la guérison, tendent à reparaître : aussi les rechutes, dans cette espèce de maladie, sont fréquentes. Le Vin fébrifuge devient alors un excellent préservatif. Il faut en continuer l'usage aux mêmes doses qu'auparavant, pendant quatre à cinq jours, puis diminuer d'une prise chaque jour, jusqu'à ce qu'on soit arrivé à une seule prise. On continuera cette dose avec exactitude pendant douze à quinze jours,

La prise est de trois cuillerées à bouche pour un malade d'un âge fait, de l'un ou de l'autre sexe.

Ce Vin, que tous les médecins emploient depuis que l'expérience et l'observation ont mis le sceau du succès à ses propriétés, réussit constamment aux doses que je prescris. Il est quelquefois nécessaire de le faire précéder des vomitifs et des purgatifs : c'est aux hommes de l'art à apprécier les circonstances qui indiquent les remèdes préparatoires.

Les qualités éminentes qu'on a reconnues dans mon Vin, les avantages nombreux et constants qu'on en a retirés dans le traitement des fièvres les plus rebelles, dans celles même qui, après avoir résisté à tous les fébrifuges les plus vantés, ont cédé au deuxième accès, seront toujours les garants de son efficacité. L'académie de médecine lui a donné son approbation, er le gouvernement l'a sanctionnée, en ordonnant que ce Vin serait employé dans les hôpitaux militaires de terre et de mer.

Manière de se servir du Vin de Seguin comme tonique et stomachique.

Les fièvres intermittentes, putrides et malignes, ne sont pas les seules maladies contre lesquelles le Vin est employé avec succès ; il abrége les convalescences, il réussit dans les cas de digestions lentes, pénibles, difficiles, contre les maux de tête, les migraines, les vents, les flatulences si incommodes et si ordinaires aux personnes sédentaires : il guérit les maladies de langueur, les faiblesses d'estomac, les diarrhées chroniques, les fleurs blanches ; il relève les forces des organes de la digestion, il donne du ton à tout le système : enfin il l'emporte par ses effets sur toutes les préparations de quinquina dans les affections chroniques, dans l'atonie des viscères du bas-ventre, dans les maladies de poitrine qui sont le résultat de l'épuisement plutôt que de la lésion des organes de la respiration.

Dans tous ces cas infiniment variés et dans beaucoup d'autres dont l'énumération serait trop longue, la dose est de deux à trois cuillerées avant déjeûner ou avant dîner, et souvent avant l'un et l'autre repas.

RAPPORT *des Commissaires nommés par l'Académie de Médecine de Paris, pour examiner le Vin fébrifuge et stomachique, composé par M. Seguin.*

M LE PRÉSIDENT, MESSIEURS

Vous avez chargé une commission spéciale de vous faire un rapport sur le fébrifuge que vous a soumis M. Seguin, pharmacien, rue Saint-Honoré, n°. 378. Conformément au désir de l'Académie, les commissaires se sont occupés d'examiner ce médicament, dont M. Seguin leur a fait connaître la composition. Après s'être assurés que le fébrifuge distribué par ce pharmacien était préparé d'après la formule communiquée à la commission, et qu'il ne contenait que des substances fébrifuges, vos commissaires se sont empressés d'en faire l'application aux maladies dans lesquelles sont mises en usage les préparations de quinquina. Les expériences qui ont été faites avec ce Vin ont réussi constamment.

En conséquence, vos commissaires déclarent, dans ce rapport ce que l'Académie leur a demandé :

1°. Que le Vin fébrifuge de M. Seguin ne contient aucune substance nuisible ;

2°. Qu'il remplace avec avantage toutes les préparations de quinquina ;

3°. Que sa préparation toujours constante procure toujours les mêmes effets, ce qu'on ne peut attendre des espèces variées du quinquina. Ils engagent les médecins à faire usage de ce remède dans tous les cas où ils croiraient devoir employer les préparations de quinquina.

Délibéré à Paris, le 20 février 1806.

Collationné par nous, maire du premier arrondissement municipal de Paris, le 17 mars 1808, sur les copies conformes à l'original.

Délivré par M. le secrétaire de l'Académie de Médecine de Paris,

Signé PAGES.

Nota. Chaque bouteille est revêtue du cachet de l'Auteur, incrusté dans le verre, et scellée en cire de ce même cachet.

Pour éviter la contrefaçon, l'Auteur invite les personne

qui feront usage de son Vin fébrifuge, de toujours exiger l'instruction pour s'en servir, quand même elles l'auraient déjà, *signée de lui*, et de ne jamais vendre la bouteille vide, afin d'éviter qu'elle ne soit remplie par du vin qui ne serait pas le sien, et débité comme s'il en était.

Journal du département des Landes.

LE VIN FÉBRIFUGE, SPÉCIFIQUE ET TONIQUE, de M. SEGUIN, pharmacien, rue Saint-Honoré, no. 378, au coin de la rue Neuve-du-Luxembourg, vient de produire une guérison presque miraculeuse.

La dame Maurin, domiciliée à Bélis, âgée de 47 ans, fut attaquée, le 15 août 1807, par une fièvre intermittente gastrique. Lors de l'invasion de la maladie, des symptômes *dyssentér- ques* se montrèrent ; ils ne résistèrent pas long-temps aux moyens employés par M. Dosque, médecin à Roquefort. Cette époque fut celle où la malade cessa de voir ses menstrues, et bientôt de nouveaux orages parurent. Des obstructions de la rate et du foie survinrent ; la fièvre se montra avec une nouvelle force : les accidens duraient déjà depuis long-temps, lorsque MM. Dupont et Gaye, médecins, furent appelés à des époques différentes. Les moyens qu'ils mirent en usage, varièrent selon les circonstances ou les périodes de la maladie ; et leurs lumières me permettent de croire qu'ils n'oublièrent rien de ce que la science indique. Des fébrifuges, des apéritifs, des eaux minérales, etc., furent aussi employés par M. Desbordes, chirurgien ; mais, soit imprudence, soit dégoût pour un long usage des moyens médicaux, la fièvre persista ; elle durait depuis deux ans et dix mois ; changeant souvent de type, elle prenait tantôt celui de continue rémittente, tantôt elle reparaissait sous celui de quotidienne. La lésion des organes abdominaux tenait la malade dans un état de souffrance continuel, et faisait craindre à chaque instant pour ses jours, lorsqu'elle se décida, dans les premiers jours de juin 1810, sur l'annonce insérée au Journal des Landes, à faire usage du *Vin de Seguin* ; cette décision fut prompte et facile, parce que le Vin ne présente rien de désagréable. Madame Maurin persista, parce qu'elle en éprouva les effets les plus avantageux. Les première, deuxième et troisième prises la purgèrent légèrement ; la quatrième prise enleva la fièvre le second jour ; et l'emploi d'une bouteille et demie suffit pour rendre à la malade une santé à laquelle elle n'osait plus prétendre. Les viscères sont aujourd'hui dans l'état naturel, les fonctions se font avec régularité, l'embonpoint est revenu, et le rétablissement est complet.

INSTRUCTION

SUR

L'USAGE DU VIN DE SEGUIN.

L'INSTRUCTION que je publie n'a pas pour objet de faire connaître ou d'accréditer un remède nouveau; les services qu'on doit à mon Vin parlent plus haut que tous les détracteurs : ils me dispensent aussi de lui chercher des prôneurs.

Fixer d'une manière invariable les cas multipliés dans lesquels l'observation a prouvé l'efficacité de ce moyen précieux de guérison, en régulariser l'emploi, et faire voir que l'art de la médecine peut en retirer des avantages sans nombre, voilà le but que je me propose.

Le fièvre est, dans toutes les maladies, la plus commune, et celle qui se présente sous les formes les plus variées; on la rencontre dans toutes les saisons, dans tous les climats; tous les individus peuvent également en être attaqués.

Si on considère la fièvre sous le rapport des causes qui la compliquent ou l'entretiennent, on la distinguera en inflammatoire, bilieuse, pituiteuse, gastrique, putride, maligne etc.; et sous le rapport du type qu'elle affecte, on la nomme continue, rémittente, intermittente, etc. Cette dernière est très-fréquente, surtout si, comme le veulent les praticiens les plus distingués, et comme l'indique l'identité du traitement, on met de ce nombre toutes les maladies périodiques. En effet, comme les fièvres intermittentes, elles reviennent par accès, débutent, augmentent et finissent de même, sont, comme elles, simples ou compliquées, avec ou sans danger ; enfin, elles cèdent les unes et les autres à l'usage de mon Vin plus promptement, plus sûrement qu'à l'administration du quinquina seul ou diversement combiné.

La fièvre continue est inflammatoire ou bilieuse, pituiteuse, ou putride, ou maligne.

La fièvre continue inflammatoire se montre au printemps; elle attaque spécialement les personnes jeunes, fortes, vigoureuses, qui vivent d'alimens très-substantiels : elle est rare dans les grandes villes et dans les contrées humides ; elle est de courte durée : le traitement n'exige que des boissons émollientes, un régime tout-à-fait végétal et très-sévère. Mon Vin, dans cette maladie, ne peut trouver place que dans la convalescence ; il agit alors comme tonique ; il aide au rétablissement des forces, et s'oppose aux rechutes. La dose est, dans ce cas, d'une à deux cuillerées à jeun et avant le dîner.

La fièvre continue bilieuse paraît en été ; elle attaque les constitutions sèches, bilieuses, les hommes forts qui abusent d'alimens épicés, de boissons spiritueuses, et se livrent aux mouvemens impétueux de l'ame. Elle se juge en sept ou quatorze jours ; elle n'exige que des boissons acidulées et la diète. Il faut, comme dans la continue inflammatoire, attendre, pour donner le Vin fébrifuge, que le malade soit en convalescence : il agit de même et s'administre aux mêmes doses.

La fièvre continue pituiteuse sévit en automne et pendant les hivers humides ; elle frappe les enfans, les vieillards, les personnes d'une constitution lâche, molle, qui vivent d'alimens peu nourrissants ; elle est souvent compliquée de diathèse vermineuse : sa durée est fort longue ; elle ne se juge que du troisième au quatrième septénaire. L'ipécacuanha, des boissons légèrement spiritueuses, une diète légère, forment la base du traitement. Le *Vin de Seguin* est très-utile vers la fin de la maladie ; il hâte bien sûrement la guérison, abrége le temps de la convalescence, toujours fort longue ; et il s'oppose aux récidives, très-fréquentes dans ce cas. La dose, d'abord faible, de deux à trois cuillerées au plus pendant le jour, sera augmentée graduellement jusqu'à parfaite guérison. On peut là porter avec avantage de six à neuf cuillerées toutes les vingt-quatre heures.

La fièvre continue putride ou adynamique paraît dans toutes les saisons; elle attaque surtout les constitutions débiles : le séjour dans les lieux humides, un air insalubre, chargé de miasmes contagieux, etc., en favorisent le développement.

Le traitement, quoique susceptible de modifications diverses, qui toutes sont du ressort de l'art médical, exige toujours au fond l'usage plus ou moins prompt des moyens fortifiants ; mon

Vin, sous ce rapport, occupe un rang distingué : il est le moins désagréable et le plus sûr remède de cette classe. On doit l'administrer depuis une cuillerée jusqu'à deux ou trois toutes les heures, et le continuer long-temps après la fièvre ; il est nécessaire pour relever les forces des organes gastriques et assurer la convalescence.

La fièvre maligne s'exerce particulièrement sur les constitutions faibles, irritables, nerveuses, épuisées par des maladies antérieures, ou par quelques abus ; un désordre dans sa marche, dans ses symptômes, annonce une profonde lésion nerveuse; elle peut aussi devoir son existence à la contagion.

Si c'est dans le traitement de cette maladie, trop souvent funeste, que les stimulants rendent des services, le *Vin de Seguin* peut et doit occuper la première place dans le traitement. Je recommande de ne point s'arrêter aux petites doses, et de le donner assez de temps pour fixer d'une manière certaine le ton des nerfs des premières voies, et par suite agir sur le système général.

La fièvre rémittente, dont le nom indique assez la marche, est bilieuse ou pituiteuse : elle sévit en toutes saisons, mais elle est plus fréquente en été et en automne, sous l'impression d'un air humide, chaud ou froid. Elle se complique facilement avec les fièvres putride ou adynamique, nerveuse, ataxique ou maligne ; ou bien elle passe à l'un de ces états par la négligence, un mauvais traitement, ou toute autre circonstance.

Dans le premier cas c'est-à-dire quand une fièvre rémittente est purement bilieuse ou pituiteuse, elle demande souvent l'emploi d'un ou de plusieurs vomitifs ; les nausées, l'amertume de la bouche, l'impureté de la langue, la répugnance pour les alimens, indiquent la nécessité de ce secours : il rompt les spasmes, il imprime à tout le système une perturbation aussi utile, au moins, que les évacuations qu'il produit.

Les purgatifs sont plus rarement avantageux ; cependant ils conviennent dans les lassitudes, la fatigue des lombes, la constipation. C'est après l'emploi plus ou moins répété de ces médicamens qu'il faut passer à l'usage du Vin de Seguin. On choisira le temps de la rémittente, et on le donnera, suivant l'urgence des indications, que le médecin seul peut saisir, trois à cinq fois en vingt-quatre heures, depuis deux jusqu'à trois cuillerées par prise.

Dans le second et le troisième cas, c'est-à-dire quand une

fièvre rémittente , bilieuse ou pituiteuse passe à l'état putride , ou se complique avec cette maladie , le Vin de Seguin mérite le premier rang parmi les remèdes assignés au traitement de ces affections funestes ; l'expérience l'atteste tous les jours , surtout dans la fièvre pituiteuse putride , où il agit encore comme vermifuge : mais ici, comme dans toutes les maladies graves , je ne peux que déterminer les doses en général. On en donne une , deux et même trois cuillerées toutes les heures, ou toutes les deux heures. Ce remède, qui n'a ni le coup d'œil repoussant, ni le déboire des potions, ne réveille en aucune manière la répugnance des malades : il doit faire la base du traitement ; mais il ne dispense pas de certains secours nombreux qu'un médecin seul peut indiquer, et dont il doit, aussi bien que de mon Vin , diriger l'emploi. Les symptômes généraux de ces maladies sont un pouls faible, déprimé, l'obscurcissement des sens , la prostration des forces , l'abattement de l'esprit, des excrétions fétides involontaires , etc.

La fièvre nerveuse ataxique rémittente, que caractérisent un mal de tête violent, un sentiment de malaise à la région de l'estomac, un abattement, une tristesse, une terreur insolite, un état de stupeur, un délire sourd, un tintement d'oreilles, une anomalie ou une irrégularité extrême dans les fonctions, une propension au désespoir, réclament surtout le Vin tonique et fébrifuge : il n'exclut pas les autres remèdes ; mais il vaut à lui seul tous ceux qu'on employait avant l'époque de sa découverte. Il réalise l'espoir, il remplit les vœux du médecin plus sûrement que le quinquina.

On sait que ce puissant végétal renferme une infinité d'espèces, dont les espèces varient encore plus que les signes qui servent à caractériser chacune en particulier ; cependant la cupidité, compagne fidèle de l'ignorance, les offre toutes comme douées des mêmes qualités; la confiance les reçoit sans distinction : et, abusée par le nom et l'apparence, elle n'a bientôt plus que des regrets stériles à faire entendre, ou, plus souvent encore, elle rejette sur la gravité de la maladie, ou sur l'emploi tardif de ce remède, des accidens qui seraient très-rares , si le quinquina était toujours d'une bonne nature. Le Vin de Seguin lève tous ces obstacles ; il fait disparaître toutes ces cruelles incertitudes : préparé par la même main avec un soin toujours aussi scrupuleux, renfermant toujours les mêmes principes constituans , les résultats qu'il produit sont identiques et constants quand il est administré dans les cas qui le réclament. C'est bien de lui qu'on peut dire avec raison : « *Le médecin, dans la guérison des fièvres, s'établit l'arbitre de la maladie et le restaurateur des aberrations de la nature* ».

La dose de ce médicament doit varier dans ces maladies, suivant la gravité, l'urgence des symptômes, et d'autres circonstances dont l'homme de l'art peut seul rendre compte ; mais, en général, on leur donnera de cinq à huit cuillerées, de quatre à six fois dans les vingt-quatre heures, et toujours, autant que possible, pendant les rémittences.

Les fièvres intermittentes, auxquelles j'assimile toutes les maladies périodiques, sont, ou non, compliquées. Quand elles sont sans complication, et seulement déterminées ou entretenues par un état particulier des organes de la sensibilité, état que peuvent produire la peur, la colère, l'impatience, un désir trompé, une espérance frustrée ; elles demandent, pour unique remède, le Vin spécifique et tonique ; il faut l'administrer de suite aux doses que j'ai prescrites à l'article de la Manière de s'en servir (pag. 3). Il guérit promptement et sûrement ; il abrége toutes les lenteurs dangereuses d'une méthode inutile, depuis que l'observation a constaté l'effet des toniques sur le système nerveux.

On divise les fièvres intermittentes, quant à leur type, en quotidienne, double-tierce, quarte, double-quarte.

La fièvre quotidienne revient tous les jours ; elle débute de grand matin ou le soir : elle attaque plus particulièrement l'enfance, la vieillesse, le sexe, les personnes sédentaires, les tempéramens lymphatiques ; elle se montre surtout à la fin de l'automne, en hiver, pendant les temps humides et froids, sous l'impression du chagrin, de l'inquiétude. Le frisson est fort et très-long : la chaleur arrive lentement, difficilement ; elle est, ainsi que la soif, très-modérée.

La fièvre tierce reparaît tous les deux jours ; elle débute vers le milieu du jour : les jeunes gens, les tempéramens bilieux y sont particulièrement exposés. La saison d'été, un air humide et chaud, les effluves marécageux, un régime insalubre, la suppression de la transpiration, les veilles, les mouvemens impétueux de la colère, en favorisent le développement.

Le frisson est léger ; il se promène sur toutes les parties du corps sans appuyer sur aucune ; une chaleur âcre, mordicante, lui succède ; bientôt la peau est sèche, aride, la soif ardente, la figure enflammée, le pouls fort et fréquent, jusqu'à ce qu'une sueur universelle et abondante vienne mettre fin à cet état douloureux.

La fièvre double-tierce présente tous les jours un accès qui revient ou avant ou après midi. Les accès alternent toujours entre eux, tandis que, dans la quotidienne, les accès sont en harmonie : elle reconnaît les mêmes causes que la fièvre tierce, mais elle exige des secours plus prompts ; il faut se hâter, après avoir détruit les complications, de donner le Vin fébrifuge et tonique, parce qu'elle a une tendance marquée à devenir continue ou à dégénérer en fièvre ataxique intermittente.

La fièvre quarte laisse deux jours complets sans fièvre entre deux accès. Le frisson est très-long ; une faiblesse extrême, des pandiculations, une douleur sourde de la tête, et des lombes l'accompagnent ; les extrémités sont froides, la face pâle, le malade éprouve un tremblement universel ; la respiration est gênée, le pouls dur et déprimé, jusqu'au moment où une chaleur aussi faible que lente amène une sueur légère. L'accès a lieu ordinairement le soir ; elle s'exerce sur les personnes sédentaires, oisives, qui s'exposent aux exhalaisons des eaux stagnantes, qui commettent des erreurs de régime. Les vicissitudes atmosphériques de l'automne la favorisent.

La fièvre double-quarte ne diffère de la fièvre quarte que par le rapprochement et la plus grande fréquence des accès : elle exige les mêmes moyens curatifs.

Toutes ces fièvres, quel que soit d'ailleurs leur type, peuvent exister et existent le plus ordinairement avec complication : le foyer de ces complications réside le plus souvent dans les organes de la digestion.

Le dégoût, les nausées, les vomissemens, un sentiment de pesanteur, de pression vers la région de l'estomac, une soif vive, la saburre de la langue, l'amertume de la bouche, la couleur jaune répandue autour des lèvres, la pesanteur des lombes, la constipation, des urines troubles, bourbeuses, des borborygmes, font reconnaître ces complications, dont le médecin peut seul indiquer la nature et le degré ; c'est à lui qu'il appartient de constater la nécessité des évacuations ; il peut seul choisir les moyens capables de les décider, et par une méthode très-souvent plus difficile que ne le croit le public, assurer à mon Vin un succès qui ne se laisse jamais attendre longtemps, quand on l'administre à propos.

Quand, par les conseils d'une médecine éclairée, on aura détruit toutes les complications et réduit la fièvre à ce mode particulier de sensibilité des premières voies qui entretient la maladie ; quand on sera arrivé au moment de donner mon fébrifuge, on se conformera exactement à tout ce que j'ai dit (page 3 de mon livre) sur la manière de se servir du Vin de Seguin. On se gardera bien de négliger la moindre des précautions que j'indique. Il n'y a rien de petit, rien d'inutile, quand il s'agit du recouvrement ou de la conservation de la santé.

Toutes les maladies périodiques qu'on pourrait appeler *fièvres locales*, comme les cardialgies, les hémicrânies, les névralgies, les migraines, ne résistent pas à l'usage de mon Vin ; mais, quoique en apparence faciles à saisir, je dois avouer que ces affections exigent, pour être reconnues et traitées, une sagacité qu'on ne peut attendre que d'une étude réfléchie et aidée d'une longue expérience. La dose du Vin de Seguin doit toujours se mesurer sur l'intensité et le danger de la maladie ; il est quelquefois nécessaire de doubler la dose ordinaire.

Les diverses fièvres intermittentes dont je viens d'esquisser le tableau, ne se présentent pas toujours avec cet ordre, cette régularité que la nature tend à introduire dans toutes ses opérations. Souvent une anomalie, un desordre extrême, forment leur caractère ; souvent leur marche est insidieuse ; et, sous l'apparence de la bénignité, elles ont en peu de jours immolé leurs victimes ; ce qui leur a valu les noms d'ataxique, insidieuse, larvée, masquée ; ou bien elles sont accompagnées d'un symptôme principal qui tranche sur tous les autres, et est ordinairement assez grave pour entraîner rapidement la perte du malade : on les nomme alors dyssentérique, cholérique, cardiaque, syncopale, algide, soporeuse, convulsive, délirante, dyspnéique, céphalalgique, suivant qu'elles simulent la dyssenterie, le choléra morbus, les convulsions, la dyspnée, etc., etc, etc.

Toutes ces fièvres, connues sous la dénomination générique des fièvres ataxiques ou pernicieuses, affectent tous les types ; mais le plus ordinairement on les rencontre sous celui de fièvres tierces, ou doubles-tierces.

Les causes productrices de ces maladies sont l'habitation

dans les bas lieux, humides, marécageux, au milieu d'un air insalubre.

Elles exercent leur influence sur tous les âges et sur tous les tempéramens : elles paraissent dans toutes les saisons, mais particulièrement durant le printemps et l'automne ; elles attaquent les personnes affaiblies par quelque cause que ce soit : elles sont endémiques ou épidémiques.

Toutes ces fièvres, quelle que soit leur marche, présentent toujours un danger imminent : elles exigent des secours aussi prompts que puissants. Il faut négliger absolument toutes les complications matérielles, pour ne s'occuper que de l'état particulier du système nerveux. On doit même dire que les évacuants décident leur invasion ou accélèrent leur développement.

Le *Vin de Seguin* est le premier des remèdes dans le traitement de cette classe nombreuse de maladies meurtrières : c'est le secours le plus héroïque qu'on puisse administrer ; c'est un moyen assuré ; il l'emporte lui seul sur le quinquina uni à l'opium dans les fièvres cholériques, dyssentériques, dans ces irritations vives des premières voies qui déterminent, chez certains sujets, l'évacuation prompte par haut ou par bas des remèdes et des boissons : mais, pour obtenir tous les avantages que ce spécifique promet, il faut l'administrer à très-hautes doses ; il faut les répéter assez souvent pour ne pas perdre le bienfait de la dose qui précède, en éloignant trop la dose qui suit. On le donnera, autant que possible, pendant les intermittences ; on le répétera toutes les heures, si l'intermittence est courte, et toutes les deux à trois heures si elle est longue. Dans les cas malheureux d'une intermittence à peine sensible, on le donnera pendant le mieux qu'éprouve le malade. Chaque dose sera d'abord de quatre à cinq onces qu'on diminuera au bout de deux à trois jours : on continuera ainsi en diminuant jusqu'à la convalescence. On la soutiendra par des doses moindres, répétées d'abord trois, puis deux fois par jour. On n'oubliera pas que ces fièvres sont très-sujettes aux rechutes : c'est encore au même moyen qu'il faut avoir recours pour les prévenir ou pour les guérir. On sera forcé d'en faire un long et fréquent usage pendant la saison dans laquelle se sera développée la maladie : on modifiera les doses suivant l'âge.

Quelque longue que soit la liste des maladies susceptibles d'être combattues avec avantage par l'emploi du *Vin de Seguin*, il en est beaucoup d'autres dont on lui doit la guérison ou le soulagement. Ces succès ne surprendront pas ceux qui voudront se rappeler que ce Vin est éminemment tonique , qu'il exerce une action directe sur l'estomac , et par suite sur tout le système. En effet , il réussit dans les langueurs des organes de la digestion ; dans l'inappétence ; dans le dégoût sans cause apparente ; dans les constipations par faiblesse du tube intestinal ; dans le cas de maigreur , de consomption par inertie des premières voies, dans l'épuisement, quelle qu'en soit la cause ; dans les diarrhées anciennes ; dans les flueurs blanches ; dans les affections sympathiques de la poitrine ; dans les embarras des viscères du bas-ventre par atonie ; contre les vers ; dans les dispositions vermineuses, scrophuleuses ; contre la goutte , les rhumatismes ou les dispositions à ces deux maladies, qui tiennent plus qu'on ne pense à l'atonie ou au dérangement des organes digestifs ; enfin, dans toutes les affections chroniques , déterminées ou entretenues par une débilité générale ou locale

Le *Vin de Seguin* convient plus particulièrement aux enfants, aux vieillards , aux personnes sédentaires , aux tempéramens pituiteux, pendant les saisons et dans les pays humides ; c'est un des meilleurs préservatifs contre les fièvres intermittentes de toute espèce.

La dose de ce Vin, dans les diverses maladies, dépend d'une foule de circonstances sur lesquelles il est bon d'avoir l'avis d'un médecin ; mais, en général, on doit en prendre de deux à cinq cuillerées par jour, en deux ou trois fois, quelques minutes avant les repas.

Le régime à suivre, pendant l'usage de ce Vin, doit être tonique et fortifiant comme le remède ; les alimens, qu'on aura soin de choisir dans le règne animal, seront toujours en rapport avec les forces digestives ; on s'interdira les fruits, la salade, les légumes trop aqueux, les boissons acides, relâchantes, rafraîchissantes. On préférera le vin vieux pur ou coupé ; on se garantira avec soin du froid et de l'humidité ; on fera tous le jours un exercice proportionné à ses forces , et on maintiendra le calme de l'ame.

Les observations que je pourrais citer en faveur des avantages qu'on retire de l'usage de mon Vin , dans les maladies dont j'ai fait l'énumération, sont très-nombreuses. Je me contenterai d'en extraire quelques-unes de ma correspondance Les lecteurs pourront eux-mêmes en faire l'application suivant les cas.

MONSIEUR,

Votre fébrifuge m'a toujours réussi dans les fièvres intermit-tentes, quand elles n'ont point été entretenues par un vice interne, et qu'on a usé des précautions prescrites par votre instruction. Je dois même dire qu'il a coupé des fièvres quartes et tierces très-anciennes, accompagnées d'empâtement au foie et à la rate, qui avaient résisté aux fébrifuges les plus accré-dités; et j'ai observé en général que les rechutes étaient plus rares après l'usage de votre Vin, qu'après celui des prépara-tions ordinaires de quinquina.

Je l'ai aussi employé comme stomachique dans nombre de circonstances, et j'en ai retiré le plus grand service Je pourrais citer beaucoup d'observations; mais je me borne à celle qui suit, et je vous fais passer la lettre de remercîmens que je reçois de la malade.

Mademoiselle Lefevre était traitée depuis huit mois, ou environ, par un médecin en qui elle avait la plus grande confiance. Ce médecin la regardait comme poitrinaire, et avait conséquemment employé le lait, les délayants, les tem-pérants les béchiques, les vulnéraires, etc., etc., les eaux minérales, le cautère, etc. Quand je vis pour la première fois la malade, elle avait la fièvre lente, ne pouvait rien digérer, avait perdu le sommeil; les règles avaient disparu depuis quatre mois; enfin le marasme était presque déclaré. Cet état m'ef-fraya : cependant, en l'examinant plus attentivement, j'ob-servai au médecin ordinaire que je ne croyais pas qu'il y eût ulcère aux poumons. Il me dit qu'il y avait des tubercules qui s'ouvriraient incessamment; je cédai à ses observations, et nous employâmes les remèdes indiqués en pareille circons-tance. Des accidens augmentèrent; et, au bout de huit jours, nous nous réunîmes de nouveau. Il fut arrêté qu'on emploie-rait le Vin fébrifuge spécifique, seulement pour préparer l'es-tomac à digérer le lait d'ânesse, dans lequel cette malade avait la plus grande confiance, d'après les conseils de son médecin ordinaire. Elle n'a pas eu besoin de ce dernier moyen; deux bouteilles de votre Vin ont suffi pour lui rendre la santé la plus brillante. Je l'ai vue plusieus fois pendant cet été, et je vous avoue que j'ai été surpris du changement que ce remède a opéré chez elle.

J'ai l'honneur d'être, etc.

DE SAINT-MARTIN, D. M.

Auxerre, 18 Décembre 1813.

Madame X...... vivait depuis long-temps dans un état de langueur qui donnait des inquiétudes à sa famille ; à l'âge de 47 ans, elle éprouvait des maux d'estomac qu'on attribuait à la cessation prochaine des menstrues, lorsque, dans le mois d'octobre 1813, elle fut, après quelques jours d'un malaise plus marquée qu'à l'ordinaire, saisie d'un frisson léger, mais accompagné de vomissemens. Une chaleur modérée avec accablement succéda au bout de quelques heures. Le lendemain, les mêmes accidens recommencèrent ; ils reparurent plutôt et avec plus d'intensité. Un officier de santé, partant de cet axiome aussi faux que meurtrier, *vomitus vomitu curatur*, administra l'ipécacuanha. Les efforts du vomissement furent violents, et le quatrième accès d'une fièvre, qu'il était facile de reconnaître pour *intermittente doube-tierce ataxique*, arriva plutôt qu'à l'ordinaire. La prostration des facultés physiques et morales était grande, l'irritation des organes gastriques prodigieuse. Un médecin appelé en consultation conseilla le kina ; on l'essaya sous diverses formes, on l'unit à l'opium, mais inutilement ; il était toujours rejeté. C'est à la fin de l'intermittence du quatrième, dans l'intermittence du cinquième accès, que je vis madame X..... Sa figure était très-altérée ; son pouls petit et dur ; elle éprouvait, au moindre mouvement, des envies de vomir ; elle était saisie d'une terreur qui tenait du désespoir. Je conseillai des sinapismes, et, voulant de suite profiter du peu de temps que me laissait cette maladie grave, j'administrai deux cuillerées à bouche du *Vin de Seguin*. La malade le garda. Je pus en faire prendre huit cuillerées avant le retour de l'accès. Il fut moins violent et moins long. Madame X....., qui n'éprouva cette fois que quelques nausées, demanda elle-même le Vin fébrifuge. J'en fis donner dix-huit cuillerées dans l'intervalle du cinquième au sixième accès. Celui-ci fut très-léger. Le lendemain je pus diminuer la dose, et les jours suivans on se contenta de six cuillerées par jour, jusqu'au moment de la convalescence, qui ne se fit point attendre long-temps, et ne fut traversée par aucun accident. Cette maladie, qui pouvait avec les secours ordinaires tromper l'espoir du médecin, n'a exigé que deux bouteilles et demie de Vin fébrifuge. La guérison était complète le quarante-deuxième jour, et madame X...... jouissait alors d'une santé qu'elle croyait perdue pour toujours.

PILLIEN, D. M. M.

Le fils de M. Becquet, âgé de neuf ans, éprouvait chaque année, pendant l'automne, l'hiver et une partie du printemps, des accès de fièvre intermittente qui paraissaient sous tous les types ; mais le plus souvent c'était une fièvre quotidienne. L'enfant était triste, taciturne, tourmenté par une faim presque continuelle ; il mangeait beaucoup et digérait mal ; il rendait souvent des vers, tantôt par l'action des vermifuges, tantôt par les seuls efforts de la nature. Le bas-ventre, prodigieusement tuméfié, empâté, faisait craindre des obstructions, l'hydropisie. On avait essayé plusieurs fois les toniques ; on avait administré le kina, le fer sous des formes variées, le tout avec des avantages passagers, lorsqu'on tenta le *Vin de Seguin*, le 17 décembre 1812.

Dégoûté par la grande quantité de remèdes qu'on lui avait fait prendre, le petit malade s'y refusa d'abord ; mais les difficultés cessèrent à la quatrième prise ; on lui en donnait une cuiller à bouche avant déjeûner et autant avant dîner. Deux mois de l'usage de ce Vin, aidé d'un régime qui est devenu facile en raison du rétablissement des organes digestifs, a rendu une santé pleine et entière à cet enfant, il a repris depuis le teint fleuri, la gaîté et l'embonpoint ordinaires à son son âge. Bergougnoux, D. M. M.

Paris, 16 *Décembre* 1814.

Monsieur,

Les succès qu'on obtient journellement de votre Vin dans la cure d'un grand nombre de fièvres de genre intermittente n'excluent pas son efficacité dans quelques autres affections, ainsi que j'ai été à même d'en juger dernièrement.

Ce n'est pas comme une panacée que je l'envisage, mais comme un tonique diffusif *sui generis*, très-utile dans beaucoup de maladies qui naissent de l'atonie générale du système vivant, ou sont entretenues par une débilité spéciale des voies digestives.

Une jeune femme, d'un tempéramment sanguin nerveux, fut atteinte, il y a plusieurs mois, d'une fièvre ataxique (dite maligne) : les accidens furent si graves, qu'on désespérait pour ses jours.

L'art et les soins sont parvenus à sauver cette trop jeune victime ; mais les symptômes alarmants de la maladie avaient été tellement prononcés, qu'elle éprouvait, ainsi qu'il est ordinaire de l'observer dans ces sortes de fièvres, un malaise général et une grande prostration de forces ; elle n'avait point d'appétit ; les digestions étaient mauvaises ; quelques accès de fièvre anomale, et des migraines se faisaient assez souvent sentir. J'ai pensé que cet état de maladie était plutôt l'effet d'une extrême atonie des solides que le produit d'une plénitude humorale , et qu'il convenait d'administrer votre Vin.

La malade en a fait usage à la dose de deux cuillerées de trois heures en trois heures ; ce régime a été suivi exactement tous les jours, évitant d'en prendre cependant aux heures où la fièvre et la migraine reparaissent habituellement. A dater du troisième jour, le mieux a été marqué ; l'appétit a reparu, les digestions ont cessé d'être difficiles, et les accès de fièvre ainsi que les migraines ont disparu.

Déjà, Monsieur, à Rome, où j'étais médecin en chef du grand hôpital militaire français , j'avais employé votre Vin avec le plus grand avantage dans les fièvres intermittentes et dans les convalescences pénibles.

Michel , D. M.

L'auteur n'est responsable des effets de son Vin qu'autant qu'on le prend chez lui ou chez ses préposés dépositaires.

Il fait en ville, et dans tous les pays, les envois désirés, toujours revêtus de son cachet, de son adresse et de sa signature.

Nous venons de recevoir une lettre par laquelle on nous fait l'éloge des heureux effets du *Vin de Seguin*, dans les termes ci-après :

« Le *Vin de Seguin*, comme toutes les découvertes vraiment utiles à l'humanité, se recommande assez par les services qu'il a rendus et qu'il rend chaque jour, pour dispenser d'en parler souvent. Sa vertu fébrifuge est connue de tout le monde ; ses propriétés stomachiques, excitantes et toniques, méritent également de l'être. Il remédie à l'inappétence ; il guérit les faiblesses d'estomac, les diarrhées et toutes les lésions par atonie des organes de la digestion, aussi sûrement que les fièvres intermittentes : voila ce que prouvent les observations bien mieux que tous les raisonnemens. Dans le grand nombre de celles que j'ai recueillies, je citerai l'observation suivante :

« Mademoiselle B....., d'une constitution lymphatique et nerveuse, eut à seize ans un commencement de menstruation ; ce premier effort de la nature resta sans suite, et cette jeune personne, vers sa dix-septième année, éprouva des défaillances : elle fut tourmentée par les vents, l'appétit diminua, l'estomac cessa de remplir régulièrement ses fonctions, la peau perdit son coloris et sa souplesse, la diarrhée survint, et avec elle la maigreur , la faiblesse , etc.

» On conseilla les emménagogues , les anti-spasmodiques

et les toniqnes. L'asa fœtida, le musc, les bains, la can-
nelle, le fer, le kina sous toutes les formes, furent employés tour à tour et sans succès ; les accidens même augmentèrent, la malade n'était plus reconnaissable, elle avait
perdu jusqu'à l'espérance. Je l'engageai à prendre du *Vin de
Seguin* ; elle y consentit, mais à condition qu'elle cesserait
tout autre remède, et que ce serait le dernier.

« Je lui en administrai quatre cuillerées à bouche le premier jour, l'invitant à augmenter cette dose ; elle le fit dès le
lendemain, et bientôt elle en prit huit cuillerées en quatre fois
dans la journée : dès ce moment elle se sentit mieux, elle put
manger, digéra, et ses forces commencèrent à revenir ;
l'usage du vin fut continué, et sans aucun autre secours
elle eut le bonheur de recouvrer, dans l'espace de deux
mois, la vie et la santé.

» MARCHAL, D. M. »

23 *Octobre* 1815. (*Extrait du Journal de Dieppe.*)

MONSIEUR,

J'emploie votre Vin depuis bien long-temps, et toujours
avec succès ; avec lui j'ai triomphé des fièvres intermittentes
les plus graves et les plus opiniâtres, des douleurs périodiques les plus atroces et les plus extraordinaires, enfin, des
maladies les plus rebelles et les plus désespérées. Je publierai
un jour les guérisons que je lui dois ; mais, comme mes
occupations peuvent éloigner cet instant, je veux vous com-
muniquer au moins une observation dont le résultat semble
ajouter aux propriétés de votre précieuse découverte.

M. X......, d'un tempérament sanguin nerveux, âgé de
soixante-huit ans, était arrivé à quarante-sept ans, sans
avoir éprouvé d'autre maladie que des hémorroïdes. A cet
âge, les fonctions digestives se dérangèrent ; il fut tourmenté par des vents, des borborygmes et des coliques ; il
eut des indigestions ; quelques douleurs se firent sentir aux
articulations ; enfin, à cinquante-deux ans, il fut pris d'un
accès de goutte. Cette maladie, cependant, fut toujours
vague ; elle s'exerça surtout dans l'estomac et dans les
intestins. Elle parut céder à soixante-quatre ans, mais bientôt
une diarrhée très-fatigante lui succéda. Au bout de deux
ans, M. X..... ne pouvait plus digérer la moindre chose,
il maigrissait tous les jours, il souffrait à chaque instant.
Les remèdes les mieux indiqués furent administrés, ils
ne procurèrent jamais qu'un soulagement passager. Le malade
était au désespoir, sa vie s'éteignait sous l'empire de la
douleur et des évacuations, lorsque je conseillai votre Vin,

On en donna d'abord une cuillerée à bouche matin et soir, puis on le porta insensiblement à quatre onces par jour.

A cette dose, la diarrhée et les douleurs diminuèrent, les fonctions digestives se rétablirent. On persévérera dans son usage, et en moins de trois mois, sans autres auxiliaires qu'un régime nourrissant et tonique, des frictions sèches, l'air pur de la campagne et l'exercice à pied, M. X..... retrouva la santé, dont il était privé depuis un grand nombre d'années.　　　　　　　　　　　　　MAY, D. M.

S'il est un remède qui soutienne honorablement la réputation que lui ont fait ses nombreux succès, c'est, sans contredit, le *Vin de Séguin*.

Les succès que ce médicament rend à la médecine se multiplient tous les jours, et bientôt on sera convaincu par des observations exactes qu'il peut remplacer les remèdes les plus héroïques dans les fièvres ataxiques, malignes, vermineuses, enfin dans toutes les maladies par débilité. Je pourrais bien trouver dans ma pratique plusieurs exemples de mes assertions, mais je me bornerai à citer la suivante pour éviter les longueurs.

Un Gênois, âgé de 15 ans, M. Ferrari, tombe malade chez M......, instituteur, passage Sainte-Marie, rue du Bac. Cet enfant qui n'avait cessé de regretter son pays, présentait tous les signes de la nostalgie la plus complette. Lorsqu'il fut attaqué d'une fièvre que l'on reconnut bientôt à la dépression du pouls, au désordre des symptômes et des fonctions pour ataxique ou maligne. Un flux dyssentérique vint encore compliquer cette dangereuse maladie, er dès le troisième jour de son invasion, on désespérait déjà du jeune malade. Les évacuations alvines séreuses, noirâtres avaient lieu tous les quarts-d'heure : la prostration était telle, que le moindre mouvement devenait impossible, le pouls était petit, fréquent, par fois intermittent, la respiration était pénible. C'est dans cet état affreux que j'eus recours au Vin de Seguin. *J'en avais tant de fois éprouvé les bons effets*, que je ne balançai pas à remplacer tous les remèdes par son emploi. J'en administrai deux cuillerées toutes les heures. Le malade n'en avait pas pris douze cuillerées qu'il s'endormit. Le sommeil fut profond, il dura quelques heures, il répara ses forces, et le réveil fut suivi d'une selle dans laquelle je remarquai quinze vers lombries. Dès ce moment la maladie prit une marche régulière et avec le seul secours du *Vin de Séguin*, la convalescence commença le quatorzième jour, elle fut de courte durée et n'exigea qu'un régime tonique et la continuation du remède précieux auquel M. Ferrari doit la vie.

> COTTEREL , *médecin ,*
> *docteur de la faculté de Paris , ancien médecin en chef des hôpitaux militaires , etc. , Rue de Verneuil,* N. 17.

———————

« Parmi les meilleurs remèdes que la médecine ait découverts jusqu'ici pour la guérison des fièvres, le Vin connu sous le nom de *Vin de Seguin* paraît avoir obtenu le premier rang. On n'hésite donc point à recommander publiquement l'usage d'un remède qui , par ses heureux et constants effets , a mérité le suffrage unanime de tous les hommes instruits dans l'art de guérir. Il est également utile comme préservatif et comme curatif. L'Auteur distribue une Instruction claire et précise sur la manière la plus avantageuse d'employer son spécifique. »

> JOURNAL DES DÉBATS *du 3 août* 1809.

———————

Les pharmaciens , médecins et chirurgiens des départemens trouveront régulièrement chez M. Seguin tous les produits chimiques , préparés avec le plus grand soin.

COFFRES DE PHARMACIE pour la campagne ou les voyages, avec une Instruction sur la manière d'administrer les médicamens qu'ils renferment.

Nota. M. SEGUIN a l'honneur de prévenir le Public que M. M. Mathieu , apothicaire à Nanci lui a confié le dépôt général de ses Boules de Nanci.

Nota. Les demandes devront être accompagnées de l'argent, ainsi que lettres affranchies.

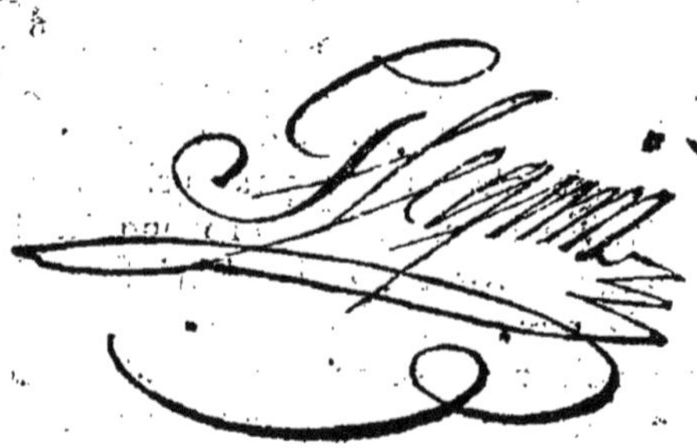

SIROP DÉPURATIF DE MASCAGNY.

L'histoire des maladies de la peau est des plus étendues, et l'on doit aux modernes les progrès que la médecine a faits dans la cure de ce genre d'affections.

Il y a une infinité d'espèces de dartres ; mais la plus grande partie d'entre elles ne doivent souvent les différences qu'elles présentent, qu'à l'idiosyncrasie des sujets qui en sont atteints. La facilité avec laquelle les dartres se reportent, non-seulement sur les membranes muqueuses, mais encore sur tous les viscères, démontre évidemment que la peau sympathise avec l'universalité des organes par les vaisseaux lymphatiques ; et l'on ne voit que trop souvent, à la disparition des maladies psoriques et dartreuses par les répercussifs, survenir une phthisie pulmonaire, une toux opiniâtre, des maux de tête insupportables, la lienterie, une diarrhée colliquative, et autres maladies très-graves.

Les causes qui donnent naissance à ces sortes d'éruptions, dont la forme, et la démangeais on dénotent clairement le caractère dartreux, sont très-nombreuses ; les principales sont : une gale mal guérie et invétérée, une maladie vénérienne ancienne, négligée ou mal traitée, les veilles, les alimens âcres et salés et les écarts de régime. Dans les maladies dartreuses ; les humeurs animales, et surtout la lymphe, contiennent le génie destructeur du système dermoïde, et c'est avec une cure interne qu'on doit chercher à annihiler la cause morbifique de ces érosions incommodes, cuisantes, douloureuses, répugnantes, quelquefois hideuses et malheureusement très-communes. Depuis de longues années, j'ai dirigé mes vues sur les moyens les plus sûrs à employer dans le traitement de ces maladies, et je suis parvenu, en empruntant de la thérapeutique des plantes antidartreuses, à composer un sirop d'une saveur assez agréable, qui détruit à merveille tout ce qui vicie les humeurs, et spécialement la lymphe et entretient ainsi la lésion du système tégumentaire.

Ce Syrop, maintenant en vogue en Italie et en Allemagne, dépure le sang ; il détruit dans les humeurs les parties hétérogènes qui en altèrent les composants, et communique à la peau une force éruptive qui augmentent les sécretions ; il dessèche les dartres et en fait disparaître jusqu'au germe ; il rétablit l'énergie des forces vitales ; il est enfin constamment préférable, pour les personnes délicates, irritables et d'une extrême sensibilité, aux préparations mercurielles et sulfureuses, qui exaspèrent très-souvent les dartres au lieu de les éteindre.

La dose qu'on doit prendre est calculée d'après l'âge et d'après la force du sujet : les doses ordinaires sont les suivantes :

Manière de s'en servir.

De deux à six ans, une cuillerée à café ;
De six à douze, une cuillerée à bouche ;
De douze à dix-huit, deux cuillerées *id.*
De dix-huit à cinquante et au-delà, trois cuillerées à bouche.

L'emploi de ce Sirop n'exige aucune préparation : et l'on peut en continuer l'usage en voyageant.

Ce Sirop, composé par l'un des plus célébres anatomistes de l'Europe, convient dans les affections cancéreuses, dans les engorgemens lymphathiques, squireux et scrophuleux, dans les dartres, les gales répercutées, les maladies vénériennes récentes et anciennes : c'est enfin un spécifique reconnu dans toutes les maladies qui ont rapport au système lymphatique.

On trouvera ce Sirop chez M. Seguin-Griffon qui en a seul le dépôt.

MONSIEUR,

Malgré la répugnance que j'ai à préconiser des remèdes dont la composition m'est inconnue, j'aime cependant à rendre hommage à la vérité.

Une femme de quarante ans avait depuis quatre ans une glande au sein qui avait résisté à toute espèce de médicamens, que l'on dit être bons dans ces sortes de maladies : Je l'ai mis à l'usage du sirop de Mascagni dont il est fait mention dans les livrets qni traitent de votre excellent Vin de quinquina, après deux mois de traitement la glande a disparu et la malade n'en a plus ressenti la plus légère atteinte.

J'ai l'honneur d'être, etc.

GAUTRAULT, *D.M.*

MONSIEUR,

D'après votre invitation, j'ai fait quelques essais sur l'emploi du sirop de Mascagni dont le dépôt vous est confié et le succès les a couronnés dans deux cas différents.

M. D....., de Tours, âgé de dix-neuf ans, avait depuis

l'âge de douze ans une dartre rongeante (*herpes excedens*) sur la figure : cette dartre qui faisait des progrès effrayants avait résisté à l'emploi longuement continué des bains et des douches d'eau de Barrège. Diverses espèces de médicamens avaient été employés extérieurement sans succès.

J'ai pensé que cette maladie était unie à une diathèse scrophuleuse et que le sirop de Mascagni pourrait convenir. Je l'ai prescrit au malade pendant plusieurs mois à trois cuillerées par jour : j'ai ordonné deux exutoires l'un au bras et l'autre à la cuisse. Ces moyens réunis ont amené à une parfaite guérison une maladie opiniâtre que l'on avait combattue en vain depuis dix ans.

Mr M..... avait depuis long-temps des ulcères syphilitiques aux jambes; ces ulcères qu'on n'a jamais pu guérir radicalement, qui retenait le malade au lit et lui occasionnaient des souffrances horribles, viennent de céder à l'usage du sirop de Mascagni.

Je vous transmets, Monsieur, ces deux observations.

MICHEL, D. M., ex-médecin en chef
des hôpitaux de Rome, Rue du Port-Mahon, N. 8.

MONSIEUR,

J'ai fait, ainsi que vous m'en aviez prié, des observations sur l'emploi du sirop de Mascagni dans les scrophules, et le fait suivant que je rapporte confirme, la bonne opinion que vous paraissiez en avoir.

Une jeune fille de sept ans environ, était affligée d'une fistule lacrymale scrophuleuse; elle avait les glandes du cou et des aisselles toujours engorgées et dures : tout chez cette enfant annonçait une diathèse scrophuleuse confirmée, j'ai tenté l'usage du sirop dépuratif de Mascagni, et en quatre mois j'ai obtenu la résolution des tumeurs. Les glandes ont repris leur état naturel. La fistule lacrymale est à peine sensible, ce qui m'engage à croire qu'avant peu, l'enfant sera entièrement guéri.

J'ai mis quelques autres enfans en traitement pour de semblables maladies : je vous ferai part de ce que j'observerai concernant l'emploi de ce Sirop qui me paraît efficace dans ce genre d'affections.   MAY, D. M.

MONSIEUR,

Je viens d'obtenir un succès marqué de l'usage de votre Sirop dans une maladie dartreuse existant chez un enfant de trois ans. Cet enfant, né de parents sains, mais nourri par une femme qui avait été traitée d'une maladie vénérienne, avait le corps couvert de dartres qui s'aggrandissaient avec une telle rapidité que dans peu elles eussent fini par envahir l'universalité de la peau ; l'usage du Sirop de Mascagni pendant quelques mois et des bains d'eau ordinaire ont fait disparaître cette horrible maladie et l'enfant se porte à merveille.

Un grand nombre de prescriptions consignées dans les ouvrages de notre art sont tellement incertaines que je désespérais de la cure de cet enfant, lorsque votre Sirop a rempli mes vues et m'a paru être d'une utilité majeure et efficace. Marchal. D. M.

———————

Monsieur,

Comme j'ai peu de confiance dans les topiques extérieurs que l'on emploie pour modifier les propriétés vitales des tégumens couverts de dartres, je saisi avec empressement toutes les occasions qui m'offrent un nouveau remède interne contre ce genre de maladie. Le sirop de Mascagni dont il est question dans le livret qui traite de votre Vin a fixé mon attention et je me suis déjà convaincu de sa bonté dans les maladies qui dépendent d'une lymphe viciée, ou altérée par quelques virus.

Parmi les cures que j'ai obtenues, une a fixé mon attention et je vais la rapporter pour la joindre à toutes celles qui vous sont transmises par vos correspondants.

Un homme de trente ans, d'un tempérament lymphatique a, cette année pour la première fois, ressenti l'atteinte d'une maladie scrophuleuse héréditaire ; je dis héréditaire parce que son père a eu toute sa vie des engorgemens glanduleux et qu'une de ses sœurs a péri après huit années de souffrance des suites de dépôts scrophuleux. La vie active et militaire que ce malade a menée depuis dix ans avait combattu la diathèse crophuleuse ; mais aujourd'hui qu'une vie douce et tranquille a remplacé les exercices violents, cette maladie s'est déclarée de la manière la plus inquiétante, toutes les glandes étaient engorgées et avaient acquis un volume considérable ; l'usage du sirop de Mascagni à trois cuillerées le matin, trois onces de vin de Kinkina avant le dîner, et l'application d'un emplâtre fondant sur les tumeurs, ont détruit tous les symptômes extérieurs : le malade a recouvré la santé, il continue encore ce même régime et tout fait espérer qu'il parviendra ainsi à anéantir entièrement la diathèse scrophuleuse héréditaire dont il est attaqué.

Pauvreant, D. M.

BAUME

Pour guérir les Engelures.

Il faut, matin et soir, étendre légèrement, avec les doigts, un peu de ce Baume sur la partie qui est le siége des engelures, et faire cette application sur tous les points qui présentent de l'inflammation : peu de jours suffisent pour obtenir la guérison ; ce remède ne doit pas être employé pour les engelures qui sont en suppuration.

On trouve chez le même un Baume pour guérir les engelures en suppuration, on l'emploie de la même manière que celui employé ci-dessus.

ÉLIXIR

Contre les flueurs blanches.

L'aveugle empirisme et le charlatisme ont préconisé en France une infinité de médicamens dans le traitement de ces maladies aujourd'hui très-communes, et l'expérience raisonnée nous a journellement prouvé que la cure de cette affection était encore recouverte du voile du mystère.

Le peu de succès qu'ont eu les médicamens provient peut-être de la diversité des causes qui produisent cette maladie, et de l'idiocyncrasie particulière de chaque tempérament. Beaucoup de praticiens en France craignent même de chercher à guérir cette incommodité. Quoiqu'il en soit, la médecine d'Edimbourg et de Pavie emploie un élixir contre le flux leucorrhéen, élixir que je n'offre pas, à l'imitation de beaucoup de gens, comme un spécifique infaillible, mais que je puis assurer avoir été jusqu'à présent couronné d'un succès constant en Angleterre et en Italie.

Cet élixir est un composé de substances toniques et stimulantes qui semblent avoir une action spéciale sur l'appareil utérin ; il rend à l'utérus son énergie vitale ; il dissipe les tiraillemens d'estomac, les douleurs de dos et des lombes ; il diminue insensiblement le flux séreux, muqueux et glaireux qui découle de la matrice ; il convient dans la suppression des menstrues, dans les crachemens de sang qui répondent à la période menstruelle, dans les engorgemens hémorroïdaux qui ont lieu très-souvent chez les femmes mal réglées.

On en prend, suivant l'âge, de 12 à 15 ans, trois cuillerées à cafe, dont deux le matin et une avant dîner.

De 15 à 20 ans, deux cuillerées à bonche le matin et deux avant dîner.

De 20 à 50 ans, deux cuillerées à bouche le matin, deux avant dîner et deux le soir.

PASTILLES

De Chocolat contre les Vers.

Ces pastilles vermifuges, spécialement destinées aux enfants chez qui la présence des vers intestinaux est une des causes les plus fréquentes de leurs maladies, ont un goût agréable et contiennent tout ce qu'il faut, non-seulement pour détruire les vers ascarides, lombricoïdes et ascarides vermiculaires, mais même pour les expulser. Le prurit que les enfants éprouvent au fondement, et par sympathie au nez, la pâleur du visage, la mauvaise haleine, sont les indices certains de la présence de ces animaux dans le canal alimentaire.

La dose est fixée d'après l'âge :

De six mois à un an, une pastille le matin.

De un an à quinze mois, deux pastilles le matin.

De quinze mois à dix-huit, trois pastilles le matin.

De dix-huit mois à deux ans, quatre pastilles le matin.

De deux ans à quatre, cinq pastilles le matin.

De quatre ans jusqu'à six, six pastilles le matin.

De six à dix ans et au-delà, huit pastilles le matin.

EAU POUR LES DENTS.

Une condition essentielle à la santé, je pourrais dire indispensable à la beauté, c'est la conservation des dents ; tout le monde en convient, et cependant a-t-on trouvé jusqu'à présent les moyens d'y parvenir sans quelque danger ? Sous les noms pompeux de *dentifrices, d'odontalgiques*, on débite encore, comme on a fait de tous temps, des poudres (*), des opiats, de teintures où il entre des acides, des sels, etc. Ces compositions ont bien la propriété de blanchir les dents ; mais c'est toujours aux dépens de l'émail et des gencives.

Cette imprévoyance m'a frappé : convaincu par l'expérience que la plupart des maladies des dents tiennent à l'altération de l'émail et au mauvais état des gencives, j'ai préparé une *eau* absolument exempte des graves inconvéniens qu'on reproche avec raison aux préparations connues.

Si la faveur du Public, mais surtout les avantages constans d'un remède, peuvent en recommander l'usage, celui-ci

___

(*) On trouve aussi chez M. Seguin une poudre dentifrice mais elle ne renferme ni sel neutre, ni acide, ni alcali : elle possède toutes les propriétés des meilleurs dentifrices sans avoir leur inconvéniens. Le kina en fait la base.

mérite la préférence sur tous ceux qu'on destine au même objet.

Cette *eau* est tonique et calmante ; elle fortifie les gencives, entretient la blancheur et la solidité des dents ; elle en conserve l'émail ; elle empêche la carie ou en retarde les progrès ; elle diminue et apaise les douleurs ; elle ne contient ni sels, ni acides ; elle doit ses vertus aux seules substances végétales : le kina en fait la base.

Une demi-cuillerée à une cuillerée à café dans deux cuillerées d'eau tiède en hiver, à la température de l'atmosphère en été, suffisent chaque jour pour l'usage habituel. On se lave la bouche tous les matins avec ce mélange, en promenant légèrement la brosse sur les dents et les gencives.

Si les dents se déchaussent, que les gencives soient tuméfiées, sanieuses, mollasses, on emploie cette eau pure. Deux cuillerées à café par jour, une le matin, l'autre le soir, sont suffisantes pour remédier à ces accidens.

On en use de la même manière dans les cas de disposition au scorbut, de douleurs de dents, et quand il s'agit d'arrêter les progrès de la carie.

On peut avaler sans crainte de cette *eau purement végétale.*

GOUTTES SPÉCIFIQUES DE SÉGUIN.

Ces Gouttes peuvent être administrées dans différentes circonstances.

SAVOIR :

Dans les douleurs aiguës, telles que les maux de matrices, cancers, etc,

Dans les coliques violentes.

Dans les maux de tête.

Dans les attaques de nerfs.

Après les couches des femmes, pour éviter les pertes et calmer les tranchées.

On s'en sert dans les rhumes opiniâtres, pour procurer du repos la nuit.

Elles calment très-promptement les douleurs des dents.

Elles conviennent spécialement dans les convulsions des enfants.

Manière de s'en servir.

On en verse quatre gouttes sur un morceau de sucre que l'on fait fondre dans six cuillerées à bouche d'eau ordinaire ; on ajoute un peu d'eau de fleurs d'orange, et l'on en prend d'abord moitié et le reste par cuillerées de demi-heure en demi-heure, jusqu'à ce que l'on soit calmé.

On peut augmenter la dose en raison des douleurs : par exemple, dans les cancers ou maladies de matrices on les porte jusqu'à dix gouttes que l'on prend dans les vingt-quatre heures.

Pour procurer du repos la nuit, on en verse trois gouttes dans un demi-verre d'eau sucrée avec un peu de fleurs d'orange ; on en prend la moitié le soir en se couchant, et si au bout d'une heure on n'est pas calmé, on prend le reste de la dose.

Dans les coliques d'entrailles, on en prend quatre dans un demi-lavement.

Dans les douleurs de dents.

Si la dent est creuse, on en imbibe un peu de coton que l'on introduit dans la dent ; dans le cas contraire, on en met dix gouttes dans un verre d'eau, et l'on se rince la bouche de temps en temps avec cette eau. Il faut avoir soin de la faire tiédir à mesure que l'on s'en sert.

Pour les convulsions des enfants.

Lorsque l'on s'aperçoit que l'enfant est agité et a quelques dispositions à la convulsion, on en verse deux gouttes dans un quart de verre d'eau sucrée avec un peu d'eau de fleurs d'orange, et on lui en fait prendre par cuillerées à café d'heure en heure. Elles peuvent aussi être données à l'instant même de la convulsion ; dans ce cas, on en verse une goutte dans une cuillerée à café d'eau sucrée ou d'eau de fleurs d'orange que l'on fait avaler sur-le-champ à l'enfant : si au bout d'un quart-d'heure il n'était pas calmé, on pourrait récidiver la dose.

Dans le moment de la dentition.

On peut en frotter avec le doigt, mais légèrement, la gencive affectée ; il faut avoir soin de n'en mettre qu'une seule goutte, et ne récidiver que lorsque le cas le requiert impérieusement.

BISCUITS VERMIFUGES ANTI-GLAIREUX.

Manière de s'en servir.

On donnera aux enfants depuis l'âge de six mois jusqu'à un an, le quart d'un biscuit ; on leur fera boire par-dessus un peu d'eau sucrée. Pour les enfants depuis un an jusqu'à deux, la dose sera d'un demi-biscuit, par-dessus lequel on leur fera boire également de l'eau sucrée, et une heure après on les fera déjeûner avec une soupe grasse dans laquelle on mettra très-peu de pain.

Depuis deux ans jusqu'à quatre, la dose sera d'un biscuit administré de la manière indiquée ci-dessus.

Depuis quatre ans jusqu'à sept, la dose sera d'un biscuit et demi, administré ainsi qu'il a été dit.

On observe qu'il faudra réitérer les doses de biscuit vermifuges, en raison de l'effet qu'elles produiront ; cependant, on recommande de n'en jamais donner plus d'une dose par jour.

ANTI-LAITEUX DE DEVENTER.

Les médecins de tous les temps ont reconnu des maladies laiteuses ; mais c'est surtout dans le siècle dernier que des hommes célèbres ont démontré jusqu'à l'évidence les ravages que le lait occasionne, s'il vient à perdre ses qualités bienfaisantes, s'il subit quelques altérations, ou si, détourné de sa destination véritable, il fait irruption sur les divers organes.

Depuis quelques années on a négligé cette importante indication, on a quitté la bonne route, et on s'est obstiné à ne voir que des inflammations, des rhumatismes, des maux de nerfs, etc., etc., là où toutes les circonstances annonçaient une maladie laiteuse, et quand les désordres en montraient la cause à découvert.

Cette doctrine n'était pas celle de *Deventer*, de *Levret*, de *Lamothe*, de *Puzos*, et de plusieurs autres accoucheurs ou médecins habiles. Sincèrement livrés à la recherche de la vérité, ces praticiens dédaignaient le faux éclat des hypothèses, ils interrogeaient la nature, et n'écoutaient que l'observation. Ces guides fidèles leur avaient appris qu'il existe *des péripneumonies et des pthisies laiteuses, des migraines et des dartres laiteuses, des taches de lait, des dépôts laiteux, des éruptions cutanées, des couperoses et des flueurs blanches laiteuses, des laits répandus, des obstructions du bas-ventre, des engorgemens des articulations, des seins, et de la matrice, dus à une cause laiteuse.*

Pour prévenir, ou pour combattre ces maladies aussi variées que nombreuses, l'expérience leur avait indiqué des remèdes particuliers, qu'ils nommèrent *anti-laiteux*. Ces moyens, que l'embarras du choix, plus encore que le désir de l'innovation, a malheureusement fait déprécier, eurent sur la pratique de la médecine une influence heureuse, qui dura jusqu'au moment où, séduits par la facilité de l'emploi autant que par le succès, des hommes, étrangers à l'art de guérir, osèrent s'emparer de ce genre de secours. Chacun alors voulut avoir sa recette ; et les meilleures préparations, celles avouées par le temps, subirent des modifications dangereuses, ou tombèrent dans l'oubli.

Tel fut le sort de l'anti-laiteux sur lequel j'appelle l'attention. *Deventer*, qui en est l'inventeur, lui dut sa grande réputation. Ce médecin pratiquait les accouchemens en Hollande, où il se livrait spécialement à l'étude et au traitement des maladies des femmes. Sa pratique devint bientôt fort étendue, et il lui fut facile de se convaincre que la cause de quelques maladies aiguës, et de presque toutes les maladies chroniques des femmes, réside dans les altérations et les déviations que peut éprouver le lait; enfin, que l'humeur laiteuse complique presque toujours les diverses affections du sexe; il négligea tous les raisonnemens qu'on opposait alors, comme aujourd'hui, à la simplicité de cette indication; il chercha un remède qui guérit; il le trouva, et le succès prouva à ses adversaires qu'il avait deviné juste.

Sans parler des circonstances qui ont mis entre mes mains cet *anti-laiteux* dans son état de pureté primitive, je puis certifier que je n'ai voulu faire jouir le public de cette importante découverte qu'après avoir multiplié les essais, et avoir recueilli un grand nombre d'observations, parmi lesquelles j'en citerai quelques-unes.

Rhumatismes laiteux. — Madame...., âgée de trente ans, d'une constitution lymphatique et nerveuse, eut deux enfants dans l'espace de cinq années; elle les nourrit et les sevra lentement : aussi sa santé ne fit que se fortifier. A vingt-quatre ans, elle eut un troisième enfant; elle ne put l'allaiter, er elle ne prit aucunes précautions contre les ravages du lait. Au bout de six mois, elle éprouva des douleurs vagues auxquelles elle fit d'abord peu d'attention; ces douleurs augmentèrent avec le temps; elles attaquèrent les articulations des cuisses, et se portèrent ensuite sur le ventre, sur l'estomac, et enfin sur les parties supérieures; la tête ne fut pas même épargnée. Ces douleurs, qui laissaient d'abord à la malade de grands intervalles de liberté, se rapprochèrent; elles varièrent dans leur intensité et dans leur siége. On les attribua au froid, on les regarda comme rhumatismales, et on les traita par les frictions, les vésicatoires, les bains et les sudorifiques Le traitement fut long et infructueux; enfin, il fallut reconnaître une cause laiteuse : on se dirigea d'après cette indication, on conseilla les *anti-laiteux* : celui de Deventer fut employé pendant trois mois avec un succès complet.

Taches de lait. — Madame....., âgée de vingt-deux ans, d'un tempérament nerveux, s'aperçut, quelque temps après un premier accouchement, de taches jaunâtres répandues sur une partie de la figure et sur la poitrine; elle employa quelques remèdes, mais inutilement : on lui dit *que ces taches se dissiperaient, si elle avait un second enfant;* elle devint enceinte, les taches diminuèrent pendant la grossesse, mais pour s'étendre et revêtir une teinte plus foncée deux ou trois mois après les couches. Cette incommodité donna de l'inquiétude et du chagrin à la malade. Elle eut le courage d'en accuser le lait, et à l'insu de son médecin, qui s'obstinait à ne voir que des *taches hépathiques*, qui devaient céder aux bains et aux préparations sulfureuses, elle recourut à l'*anti-laiteux de Deventer*. L'effet en fut bientôt sensible ; l'affection diminua, puis disparut au bout de quelques mois, et madame....., avec ce seul secours, d'un usage commode, retrouva promptement sa fraîcheur et sa beauté.

Tumeur au sein. —Madame ...., âgée de quarante-trois ans, d'un tempérament bilieux, eut huit enfants ; elle n'en nourrit aucun, et ne se soumit jamais à la moindre précaution pendant et après ses couches. Vers vingt-huit à trente ans, elle commença à éprouver des douleurs dans le bas-ventre et dans les seins ; souvent même elle crut sentir des tumeurs dans ces parties. Elle négligea ces symptômes jusqu'à l'age de quarante ans, qu'elle reçut un coup dans le sein droit ; quelque temps après, elle y découvrit un engorgement, qui augmenta bientôt et devint douloureux. Elle prit des fondants : le sein fut tantôt frictionné avec des linimens, tantôt recouvert d'emplâtre de toute espèce ; rien ne la soulagea. Ce fut après une année de tentatives infructueuses que, se rappelant les fautes qu'elle avait commises pendant et après ses couches, elle attribua ses maux à une cause laiteuse. Dès ce moment, elle se mit à l'usage de l'*anti-laiteux de Deventer* ; elle le continua pendant plusieurs mois, avec l'attention de le suspendre de temps en temps, et d'en soutenir l'effet par un régime adoucissant. Ce traitement simple et facile procura d'abord du calme, et triompha un peu plus tard d'une maladie qui avait résisté aux remèdes les plus actifs, et contre laquelle il semblait ne plus rester à tenter qu'une opération toujours cruelle et rarement curative.

Dartres laiteuses. — Madame...., âgée de vingt-six ans, d'une constitution sanguine, après deux couches, pendant lesquelles on ne prit aucune précaution contre le lait, *parce que la malade entendait répéter sans cesse que cette humeur douce ne peut jamais faire aucun mal*, éprouva des démangeaisons au front et au cou. Bientôt ces parties se couvrent de boutons, qui se réunissent, ne forment plus que des croûtes épaisses, et donnent issue à une sérosité âcre et diversement colorée. Les démangeaisons alors augmentent ; elles deviennent insupportables, surtout le soir. Le médecin n'eut pas de peine à reconnaître une affection dartreuse ; il conseilla les sucs d'herbes, les dépuratifs, les bains, le soufre intérieurement et extérieure-

ment, enfin tous les moyens employés contre les dartres ordinaires. Le succès ne répondant pas à ses espérances, il soup-
çonna une *complication laiteuse* : aussitôt il administra l'*anti-
laiteux de Deventer* ; et, sans autre moyen qu'un régime
approprié, il triompha en cinq mois d'une maladie rebelle
par sa nature, et qui avait résisté à plusieurs traitemens, les
mieux indiqués en apparence.

Je pourrais facilement extraire de mon recueil des observations de guérisons encore plus surprenantes, obtenues à l'aide
de l'*anti-laiteux de Deventer ;* mais, comme il me faudrait
citer presque toutes les maladies du sexe, parce que la plupart
des maux qui affligent cette intéressante moitié du genre humain
trouvent leur cause dans l'altération ou la déviation du lait,
j'aime mieux parler des qualités du remède, énoncer ses effets,
et assigner la manière d'en faire usage.

L'*anti-laiteux de Deventer* est fondant, purgatif, tonique,
et légèrement sudorifique ; il convient dans toutes les maladies
laiteures aiguës ou chroniques.

Dans les maladies laiteuses aiguës ; il procure des évacuations
légères, mais d'une manière soutenue ; il favorise la transpiration, sans occasionner de chaleur et sans porter la moindre
irritation sur le système nerveux.

Dans les maladies laiteuses chroniques, il divise l'humeur
laiteuse, il l'évacue lentement et sans trouble par les organes
excréteurs que la nature choisit ou sont en relation avec l'âge
des malades et le siége de leurs maladies. Il excite l'appétit, et
soutient le ton des organes de la digestion.

Ce remède ne présente rien de désagréable à la vue ;
à l'odorat et au goût ; il est d'un emploi commode, et il
remplit sans danger les indications que font naître les
maladies laiteuses aiguës ou chroniques, parce qu'il est
facile d'en modifier les doses, suivant les diverses circonstances.

Dans les maladies laiteuses aiguës, la dose est d'une cuillerée à bouche, le matin, dans une tasse ou deux de petit-lait,
d'eau de veau ou de bouillon aux herbes On doit doubler la
dose du remède et du véhicule tous les deux jours, s'il y
a défaut d'appétit, embarras des premières voies ou constipation. Les boissons ordinaires seront en rapport avec la soif,
la chaleur, la fièvre, etc., etc.

Dans les maladies laiteuses anciennes ou chroniques, sous
quelque forme qu'elles se montrent, la dose sera de deux cuillerées à café dans deux tasses d'infusion de cerfeuil, de saponaire ou de carottes. Ces deux tasses seront prises chaque
matin, à deux heures de distance : on pourra manger, une
heure après la seconde tasse. Il sera quelquefois utile et même

nécessaire de prendre une troisième cuillerée à café deux heures avant le dîner. Il est indispensable de se purger tous les dix à douze jours; dans ce cas, que l'affection soit aiguë ou chronique, la moitié d'une bouteille, mêlée avec trois ou quatre tasses de bouillon aux herbes, d'eau de veau ou de poulet, fournira un purgatif sûr et avantageux. L'*anti-laiteux* se prend aussi en lavement. Trois cuillerées dans deux verres d'eau suffisent pour un lavement laxatif. On peut le répéter, suivant le besoin, plusieurs fois en vingt-quatre heures.

Le régime dans les maladies laiteuses aiguës sera sévère; on ne permettra à la malade que des tisanes adoucissantes, des crêmes de pain, de ris, d'orge, des potages légers, d'abord au maigre, puis au gras, des compotes, des gelées de fruits; enfin, on lui donnera quelques légumes; on rendra ce régime plus substantiel à mesure qu'on avancera vers la guérison.

Dans les maladies laiteuses chroniques, le régime, sans être très-excitant, sera propre à soutenir les forces. Il se composera de viande rôtie ou grillée, de poisson, de végétaux, mais toujours en petite quantité. On boira un peu de vin coupé avec une ou deux parties d'eau pure; on évitera les liqueurs, le café, les épices, les veilles, l'humidité; et en sacrifiant quelque chose à l'habitude, on aura soin de se soustraire à tout ce qui peut exercer une influence pernicieuse sur la constitution.

VINAIGRE ANTI-SCORBUTIQUE.

Ce Vinaigre convient dans toutes les affections de la Bouche; lorsque les Gencives sont engorgées, excoriées ou tuméfiées: lorsque les dents sont mal affermies dans leurs alvéoles, lorsque les aphtes enflamment la bouche et même la gorge, et peut-être donné, sans danger, dans l'âge le plus tendre. Il est d'une efficacité reconnue dans toutes les maladies scorbutiques, ou qui résultent du scorbut.

Manière de s'en servir.

Dans les cas simples, il suffit d'en mettre une cuillerée à café dans un verre d'eau. On augmentera la dose dans la proportion du mal que l'on voudra guérir. On peut même l'employer pur, lorsque les dents sont ébranlées, ou que les gencives sont gonflées.

Toutes les Bouteilles et Avis sont signés par l'Auteur.

USAGE ET PROPRIÉTÉS

DE L'EAU ANTI-APOPLECTIQUE

Qui se faisait chez les seuls Jacobins de Rouen.

Cette Eau, si connue à Rouen et ailleurs par la grande distribution et l'heureuse expérience qui s'y en fait depuis nombre d'années, est remplie des sels volatils de quantité de simples qui entrent dans sa composition. Aussitôt qu'elle est passée dans l'estomac, elle fermente avec les humeurs qui s'y trouvent, les adoucit, les subtilise, et les met hors d'état de causer les irritations ; et, se mêlant dans le sang, elle en augmente le mouvement, en facilite la circulation, lève les obstructions, et fait passage aux esprits animaux, à travers tout ce qui en arrête le cours. De-là naissent ses excellentes propriétés que l'on va déduire.

I. Une des principales, c'est qu'elle fait très-promptement revenir de l'apoplexie. Il ne s'agit que de tenir le malade la tête un peu penchée en arrière, pour lui faire avaler une cuillerée de cette Eau toute pure ; elle le rappellera un moment après de son assoupissement, et lui remettra l'esprit dans son état naturel. D'abord les larmes qui couleront de ses yeux, et ensuite la voix qu'il fera entendre toute bégayante, en seront la preuve. N'en demeurez pas là cependant ; donnez une seconde cuillerée de cette Eau pour achever l'ouvrage commencé : par-là vous le disposerez à la saignée, si le médecin le juge à propos. Après la saignée, on peut lui en donner de quart-d'heure en quart-d'heure, quelques demi-cuillerées, en y mêlant quatre fois autant d'eau commune ou de vin, pour ranimer peu à peu la nature.

Que si le malade avait d'abord les dents tellement serrées par la maladie qu'on ne pût en aucune manière lui porter de cette Eau dans la bouche, en ce cas, il faudrait avec une petite seringue lui en faire prendre comme il est dit ci-dessus, supposé qu'il donne ouverture. S'il ne revient pas après la seconde prise, en vain le tourmenterait-on par les opérations violentes auxquelles on a ordinairement recours en pareil cas ; il n'y a plus de guérison à espérer pour lui.

Ceux qui sont menacés de cette maladie, ou qui l'appréhendent, peuvent la prévenir en prenant de temps en temps une bonne demi-cuillerée de cette Eau dans un verre d'eau commune, infusée de petite sauge, comme on infuse le thé, et avec un peu de sucre.

II. Tout ce qu'on a dit ci-dessus de l'apoplexie doit également s'entendre de la léthargie, de la paralysie, des catarrhes suffoquants, et autres accidents de pareille nature ; on y

employe l'Eau anti-apoplectique de la même manière et auss
heureusement.

III. Une demi-cuillerée de cette Eau prise dans un verre d'eau
sucrée, est d'un grand secours dans les vapeurs, faiblesses et
autres maux où le cerveau est attaqué. Sa seule odeur suffit
pour rappeler les esprits et les fortifier.

IV. En prendre le matin à jeun de jour à autre, et durant
un mois, une cuillerée toute pure ou mêlée avec une infusion
d'eau de sauge, est un moyen très-efficace pour régler le cours
des évacuations ordinaires au sexe, et les lui procurer lorsqu'elles sont arrêtées.

V. Faisant avaler aux femmes en travail d'enfant une
ou deux cuillerées de cette Eau toute pure dans les premières douleurs, on facilite leur délivrance ; et après qu'elles
sont délivrées, si on leur en fait prendre une demi-cuillerée
dans leurs bouillons, outre qu'elles recouvrent promptement
leurs forces, on les débarasse entièrement des suites naturelles
de leurs couches.

VI. Elle guérit les fièvres tierces et doubles-tierces, lorsque,
dans quelques accès de suite, on en prend pendant le frisson une cuillerée ou deux, selon l'âge et la force du
malade.

VII. Elle soulage promptement dans le mal de dents ; il ne
faut que tremper un peu de coton dans cette Eau, et l'appli-
quer sur la dent attaquée ; aussitôt la douleur s'appaise, on jette
les pituites âcres et salées qui la causaient, et les parties qui
en ont été affaiblies reprennent force.

VIII. Elle est d'un grand secours dans les coliques violentes ;
pour celles qui sont plus supportables, il suffit de prendre quelques petits verres de Rossolis, où elle entre, et dont on donnera ci-dessous la composition.

IX. Dans les indigestions, prenez-en une cuillerée toute
pure ; et si vous avez lieu de les appréhender, usez-en deux
heures après le repas dans une prise de thé ou de café, ou
prenez un petit verre de Rossolis, vous vous en préserverez.

X. Lorsque la goutte est dans la poitrine ou dans l'estomac,
une cuillerée de cette Eau la fait descendre aussitôt.

XI. On s'en sert aussi très-heureusement pour les rhumatismes ; il suffit de frotter la partie attaquée avec un linge
imbibé de cette Eau.

XII. Cette Eau rétablit les personnes qui sont en langueur
ou dans quelque affaiblissement considérable. Pour les fortifier,
commencez par tremper dans cette Eau un petit linge, faites-
leur en tirer de temps en temps les esprits par le nez, étuvez-en
leurs tempes, et après cela faites-leur en prendre une cuillerée
dans le double d'une infusion de sauge, ou de quelque autre
liqueur convenable, de deux jours l'un, pendant un mois.

XIII. Il est peu de maladie où l'on ne s'en serve très-utile ment dans les juleps conformes au besoin et à la force des personnes à qui on les donne. Elle est même un très-bon préservatif contre le mauvais air que l'on peut prendre auprès des malades, si on la flaire par intervalles, et si le matin à jeun, on en prend dans quelques cuillerées de vin ou d'eau commune.

XIV. Tout ce que l'on vient de dire des propriétés de cette Eau, on ne le dit que sur des épreuves sensibles et souvent réitérées.

Il n'est point à craindre qu'elle laisse aucune mauvaise impression dans la poitrine ou l'estomac, et encore moins a la rate ou au foie; car son effet est uniquement de désopiler, animer et fortifier. Si cependant on s'apercevait que dans la suite de l'usage qu'on en ferait, elle échauffât trop, il faudrait l'interrompre pour quelques jours, en diminuer la dose ou la tempérer par quelque liqueur qui convînt au malade; en un mot, n'en faire prendre qu'à proportion du besoin.

Au reste, comme cette Eau n'est point sujette à se corrompre, aussi elle ne perd rien de sa bonté, quelque long-temps qu'on la garde, pourvu que la bouteille soit bien bouchée.

Manière de faire le Rossolis dont il est parlé aux nombres VIII et IX de l'Instruction précédente.

Sur un petit feu de charbon, mettez un vase propre à y résister, jetez dans ce vase une demi-bouteille ou une demi-livre du meilleur vin, et dans ce vin une demi-livre de sucre fin que vous agiterez avec la cuillière pour le faire plutôt fondre; quand il sera fondu, tirez le vase de dessus le feu, jetez dans la liqueur à demi-refroidie une demi-bouteille ou une demi-livre de l'eau anti-apoplectique, et remuez pour bien unir le tout ensemble; puis versez dans une bouteille de verre, et bouchez-la bien.

AVERTISSEMENT.

L'Eau Anti-apoplectique des Jacobins de Rouen, est maintenant composée par un ex-dominicain, dit vulgairement Jacobin et se distribue à l'Entrepôt-général, chez le sieur Seguin Griffon, *Apothicaire, rue Saint-Honoré, N. 378, à Paris.*

SIROP CONTRE LES CONVULSIONS.

Manière de s'en servir.

Lorsque l'enfant sera agité, et aura quelques dispositions aux convulsions, on en mettra (selon l'âge de l'enfant) une des doses indiquées ci-dessous dans deux cuillerées à bouche d'eau ordinaire, et on lui fera prendre une cuillerée à café de ce mélange toutes les demi-heures jusqu'à ce qu'il soit calmé.

Dans l'instant même de la convulsion on lui fera prendre de suite une dose mêlée avec autant d'eau ; il faut qu'elle soit toujours proportionnée à l'âge de l'enfant, ainsi qu'il est dit ci-dessous. Il est essentiel d'exposer l'enfant à l'air dans le moment de la convulsion.

Il faudrait aussi lui mettre les pieds dans l'eau tiède, pendant un quart-d'heure. On observe cependant de ne faire prendre ce bain de pieds que dans le cas où l'on serait sûr que la convulsion ne fût pas occasionnée par une indigestion, et qu'il y eût au moins deux heures et demie que l'enfant eût mangé.

La dose depuis leur naissance jusqu'à six mois sera d'une cuillerée à café.

Depuis six mois jusqu'à un an deux cuillerées à café.

Depuis un an jusqu'à deux de trois cuillerées à café.

Depuis trois ans jusqu'à cinq de quatre cuillerées à café.

Depuis cinq ans jusqu'à sept de cinq cuillerées à café.

Ce sirop a l'avantage sur les poudres de Carignan de pouvoir être administré dans l'instant même de la convulsion ; son effet est aussi beaucoup plus prompt.

Il a été employé avec succès pour les attaques de nerf des adultes ; dans ce cas sa dose en est depuis deux cuillerées à bouche jusqu'à trois selon la force et le tempérament du malade.

On observe qu'il faut boucher la bouteille avec soin chaque fois que l'on s'en servira.

On trouvera chez le même Pharmacien les médicamens ci-après, avec les instructions imprimées.

GOUTTES CONTRE LES PALPITATIONS.

La plupart des palpitations sont causées par des mouvemens convulsifs des nerfs, qui font naître dans la circulation des obstacles à vaincre, et qui diminuent l'énergie des forces vitales vasculaires.

Nous laissons à la médecine le soin de s'occuper des causes qui produisent ce genre de maladie, et nous nous contentons d'indiquer des gouttes qui réussissent dans les palpitations et dans les mouvemens convulsifs du cœur.

Ces gouttes sont toniques et sédatives ; elles calment les nerfs ; elles communiquent au sang des principes qui le rendent moins stimulant ; elles conviennent dans les lésions organiques commençantes du cœur et des gros vaisseaux par débilité ou par suite d'affections morales tristes ; elles dissipent ce sentiment d'anxiété et de malaise qu'on éprouve surtout au cœur.

La dose est de 20 à 30 et même 40 gouttes dans une cuillerée à café d'eau sucrée.

On peut répéter cette dose si la palpitation persiste.

TABLE.

LOTTIN DE SAINT-GERMAIN, Imprimeur DU ROI, rue de Nazareth, n.º 1, au Palais de Justice.